Digiuno Intermittente: Dimagrire, Perdere Peso e Bruciare Grassi Senza Dieta

Connie T. Fox

Published by Connie T. Fox, 2024.

DIGIUNO INTERMITTENTE: DIMAGRIRE, PERDERE PESO E BRUCIARE GRASSI SENZA DIETA

First edition. March 12, 2024.

Copyright © 2024 Connie T. Fox.

ISBN: 979-8224720286

Written by Connie T. Fox.

Also by Connie T. Fox

Ricette Vegane: Oltre 50 Ricette Vegan per Vivere una Vita Vegana Etica in Equilibrio Green con la Natura

Digiuno Intermittente: Dimagrire, Perdere Peso e Bruciare Grassi Senza Dieta

Tabata: La Guida e gli Esercizi per Dimagrire e Perdere Peso con Allenamento e Dieta

Sommario

Esclusione di responsabilità / Disclaimer 1

Da cosa è costituita un'alimentazione sana? 3

Definizione di digiuno intermittente 13

Le diverse tipologie di dieta del digiuno intermittente 15

I vantaggi del digiuno 23

I principali vantaggi della dieta intermittente 25

L'efficacia della dieta intermittente nel bruciare i grassi 29

Il digiuno intermittente e i falsi miti che lo riguardano 33

Alimenti consigliati e sconsigliati durante questa dieta 39

Come resistere agli attacchi di fame durante il digiuno? 41

La relazione fra lo sport e il digiuno intermittente 43

Pro VS Contro 45

Combinare digiuno intermittente e dieta chetogenica? 47

Digiuno intermittente in pillole 55

8 consigli per iniziare 59

In conclusione 63

Esclusione di responsabilità / Disclaimer

Avvertenza: Importante Nota Legale

Il contenuto di questo libro, "Digiuno intermittente: Dimagrire, perdere peso e bruciare grassi senza dieta", è fornito a scopo informativo e educativo. L'autore e gli editori non sono medici e le informazioni contenute in questo libro non devono sostituire il parere di un professionista della salute.

Prima di intraprendere qualsiasi programma di digiuno intermittente o apportare modifiche significative alla propria dieta o stile di vita, si consiglia vivamente di consultare un medico o un professionista della salute qualificato. Ogni individuo è unico e le esigenze di salute possono variare. Ciò che funziona per una persona potrebbe non essere adatto a un'altra.

L'autore e gli editori declinano qualsiasi responsabilità per eventuali danni derivanti dall'uso o dall'interpretazione delle informazioni fornite in questo libro. Le raccomandazioni qui presenti non intendono sostituire la consulenza medica, la diagnosi o il trattamento professionale.

Si consiglia di consultare un professionista della salute prima di intraprendere qualsiasi programma di digiuno intermittente, specialmente se si soffre di condizioni mediche preesistenti, come diabete, disturbi alimentari o altre patologie.

L'autore e gli editori non sono responsabili per eventuali conseguenze negative o danni che possano derivare dall'implementazione delle informazioni contenute in questo libro. L'utente è responsabile delle proprie decisioni e azioni.

Leggere attentamente e seguire le indicazioni del proprio medico o di un professionista della salute qualificato prima di apportare qualsiasi cambiamento significativo al proprio stile di vita o alla propria dieta.

Grazie per la vostra comprensione e la vostra attenzione.

Da cosa è costituita un'alimentazione sana?

Prima di cominciare questo percorso, è estremamente importante spendere un capitolo per definire una corretta alimentazione. Sarebbe sbagliato pensare di poter perdere peso mangiando grandi quantità di zucchero, carboidrati semplici e fast food durante le fasi in cui non si digiuna. Il consumo calorico non dovrebbe essere più alto del normale. A riguardo, non ci sono regole concrete, l'importante è prestare attenzione ad avere sostanze nutrienti a sufficienza e alimenti sani.

Naturalmente ogni tanto potete anche mangiare dolci o fare una cena a un buffet all-you-can-eat. A condizione che la vostra alimentazione quotidiana sia sana e strutturata: non dovete temere nulla durante il digiuno intermittente. Le eccezioni non si notano così facilmente come in altre diete. Se quindi prendete un pezzo in più di torna non lo noterete il giorno dopo sulla bilancia.

Come strutturare però un'alimentazione "sana"? Vengono continuamente messi in vendita nuovi cibi super salutati e ci sono sempre più abitudini alimentari che, a quanto pare, sono meglio di altre. Un'alimentazione sana non è tuttavia così complicata come viene rappresentata. L'importante è sapere quali nutrienti ha bisogno il corpo umano e quali meno. Vediamo quindi più precisamente quali sono le componenti essenziali per una buona alimentazione.

Macro e Micro.

La nostra alimentazione si può grossolanamente dividere in due categorie: **macronutrienti** e **micronutrienti**. I macronutrienti sono:

Proteine.

Senza proteine non c'è niente. Sono responsabili degli amminoacidi all'interno del nostro corpo che non siamo in grado di produrre naturalmente, perciò è consigliato consumarle regolarmente. Non è possibile mangiarne troppe, a meno che non si soffra di una patologia ai reni, che sono responsabili di conservare le riserve di proteine. La quantità consigliata giornaliera è di 0,9 grammi per chilogrammo di peso, anche se viene comunemente superata. Il metabolismo, la rigenerazione cellulare e molte altre importanti funzioni del corpo umano non potrebbero funzionare senza di loro. Le proteine finiscono poi direttamente nei muscoli e non sui fianchi. Per aumentare la massa muscolare è infatti necessario un apporto proteico. È consigliata un'alimentazione in cui vengono consumate più proteine che carboidrati anche per la perdita di peso.

Carboidrati/ Saccaridi.

Generalmente parlando, il corpo umano non ha bisogno di carboidrati per sopravvivere. Una volta si consumavano saltuariamente alimenti come pasta, pane, riso, o non c'erano per niente. Tuttavia nel frattempo abbiamo scelto di utilizzare i carboidrati come fonte primaria di energia. Durante il digiuno intermittente non è necessario però allontanarsi troppo dal menù di tutti i giorni. Comunque è sicuramente molto d'aiuto ridurre le quantità e concentrarsi soprattutto sui carboidrati "buoni".

Esistono tre tipi di carboidrati: monosaccaridi, disaccaridi e polisaccaridi (anche conosciuti come zuccheri semplici, doppi e complessi). Anche se complessi non significa che ci siano più zuccheri. Effettivamente, questi sono i carboidrati più buoni.

I **monosaccaridi** sono composti da un'unica molecola. A questi appartengono le sostanze controvle quali veniamo spesso messi in guardia, e cioè gli zuccheri fondamentali: glucosio, fruttosio e galattosio (zucchero del latte). Il nostro corpo può evitare di consumarli in quanto danno una carica di energia a corto termine e non apportano sostanze nutritive. Invece vengono immagazzinati sotto forma di grassi. Gli zuccheri semplici servono come contonente essenziale per altri tipi di zuccheri.

Ai **disaccaridi** appartengono soprattutto lo zucchero greggio (il saccarosio), che si trova facilmente nella frutta e nei dolci. Anche questi tipi di zuccheri non sono salutari (chiaramente la frutta e le sue vitamine sì). Il corpo li consuma un po' più lentamente che gli zuccheri semplici ma non danno nessun tipo di senso di sazietà. I monosaccaridi e i disaccaridi finiscono velocemente nel sangue e sono causa di aumento di peso se consumati in grandi quantità.

Quello su cui dovreste concentrarvi durante il digiuno sono i **polisaccaridi**, anche conosciuti come carboidrati a catena lunga. Contengono molte sostanze nutritive, fibre alimentari e assicurano un senso di sazietà duraturo. Verdure, certi tipi di frutta come pure le patate e i fiocchi d'avena sono particolarmente ricchi di carboidrati complessi, In questo caso sono molto importanti le versioni integrali della pasta e del riso.

Il grasso si crea non solo con i grassi, ma soprattutto attraverso il consumo di carboidrati a catena corta. Provate ad aumentare l'apporto di zuccheri a catena lunga nella vostra alimentazione. Sostituendo i prodotti a base di farina bianca con quella integrale non dovete rinunciare ai vostri piatti preferiti e vi sentite comunque sazi restando in forma e mangiando di meno. Valutate anche quando potete rinunciare ai carboidrati. Le crespelle si possono comodamente preparare con latte, uova e purea di banane senza notare l'assenza di farina.

Grassi.

I grassi appartengono all'alimentazione di tutti i giorni (anche se si desidera perdere peso). Sono parzialmente responsabili per la sopravvivenza e lavorano a stretto contatto con alcune vitamine che diventano efficaci solo in concomitanza con i grassi. Chiaramente in grandi quantità i grassi sono nocivi per il corpo e non solo sulla bilancia. Non si dovrebbero tuttavia assolutamente evitare. Invece bisognerebbe riconoscere le differenze fra i grassi.

I **grassi saturi** servono principalmente per apportare nuove energie e dovrebbero essere consumati solo in piccole quantità. Si nascondono negli alimenti che oggigiorno vengono purtroppo mangiati inutilmente: carne, burro e panna. I grassi saturi dovrebbero costituire al massimo un terzo dell'apporto giornaliero di grassi.

I più digeribili sono i **grassi saturi semplici**. Questi garantiscono principalmente il funzionamento della nostra membrana cellulare. Soprattutto l'olio di oliva e di colza contengono questi grassi saturi. Inoltre influenzano positivamente il metabolismo dei lipidi, per questo motivo dovremmo consumarne ogni giorno un po'.

Gli acidi polinsaturi vengono anche chiamati acidi grassi essenziali. Già dal nome si riconosce la loro importanza. Questi non possono venir prodotti dal corpo umano e prendono parte allo svolgimento di importanti funzioni. Oltre a ciò mantengono la concentrazione di colesterolo nel sangue a un livello positivo e favoriscono la crescita, soprattutto per gli adolescenti.

Gli acidi grassi Omega 3 si trovano nei pesci grassi come il salmone o lo sgombro, oltre all'olio di semi di lino e di colza. Gli acidi grassi Omega 6 si trovano nell'olio di girasole e nell'olio di germi di frumento. Gli Omega 6 dovrebbero essere consumati in maggiori quantità che gli Omega 3.

Poi esistono ancora le **fibre alimentari**, che sono per così dire un macronutriente non ufficiale. Le fibre alimentari vengono utilizzate dal corpo così: come zavorra. Praticamente tutte vengono poi espulse. Quali sono quindi gli effetti positivi per la salute di cui si parla sempre quando si prendono in considerazione le fibre? Prima di tutto favoriscono la digestione. Stimolano l'intestino e si gonfiano quando vengono a contatto con i liquidi. Così vengono evitate la stitichezza e la diarrea. Inoltre proteggono le pareti dell'intestino da cattivi batteri. Visto che gli alimenti ricchi di fibre alimentari devono venire masticati a lungo il libello di zuccheri nel sangue non sale così velocemente. Le fibre possono esservi utili se cercate di perdere peso. Perché rendono subito sazi.

Il digiuno è molto vantaggioso se vi concentrate sui pasti ricchi di proteine. Questo non significa che dovete rinunciare completamente ai carboidrati (cosa che sarebbe molto difficile, se non impossibile). Può essere molto utile però rendere le proteine la parte principale dei vostri pasti, visto che non bisogna preoccuparsi di quante se ne assumono. Per quello che riguarda l'olio è consigliato utilizzate e consumare le varianti che contengono acidi grassi polinsaturi. I carboidrati a catena lunga possono venire consumati tranquillamente e quelli a catena corta solo saltuariamente.

Micro.

Non ci sono solamente i macronutrienti da considerare, ma anche quello che c'è al loro interno, e cioè i micronutrienti. Micro deriva dal greco e significa "piccolo". Perché le sostanze sono di minuscole dimensioni ed è necessario consumarle in piccole quantità.

Prima di tutto i macronutrienti sono composti dalle **vitamine**. Queste vengono nuovamente suddivise in idrosolubili e liposolubili. Quelle idrosolubili vengono conservate in minime quantità dal corpo e le eccedenze vengono eliminate. Le vitamine liposolubili sono il motivo per cui i grassi sono essenziali all'interno della nostra dieta, senza di questi le vitamine non avrebbero effetto sul nostro corpo. Al contrario delle vitamine idrosolubili, queste vengono conservate all'interno del nostro corpo e, per questo motivo, si potrebbe teoricamente averne un eccesso. In un'alimentazione equilibrata non succede spesso, a meno che non consumiate in aggiunta vitamine sotto forma di pillole. Dall'altra parte una mancanza può causare gravi malattie e, in casi estremi, la morte.

Tra le vitamine **liposolubili** troviamo:

A – costituisce nuove cellule e si occupa del sistema immunitario. Si trova negli spinaci, la carne, le uova e il burro.

D – si occupa dell'assimilazione di calcio. Si trova soprattutto nel pesce.

E – un antiossidante. Si trova negli oli vegetali e nelle noci.

K – è partecipe nella costruzione delle ossa e nella coagulazione del sangue. È presente nei cavoli, nei cereali e nei latticini.

Le restanti vitamine fanno parte delle **idrosolubili**:

B1 – assistono la muscolatura del cuore. Contenuta nel fegato, nel pesce e nei legumi.

B2 – importante per la pelle e i nervi. Si trova nel latte, i cereali integrali e i funghi champignon.

B6 – partecipe nella formazion dell'emoglobina. Contenuta nelle banane, nel pesce, nei legumi e nella carne.

B12 – responsabile nel metabolismo delle proteine e nella citogenesi. Uova, carne, pesce e latte contengono particolarmente molto B12.

Biotina – Si occupa della cura della pelle e dei capelli, stimola il metabolismo. Da trovare nei legumi, le noci e i finocchi d'avena.

C – Come vitamina più conosciuta la C è responsabile di molti compiti, lavora come antiossidante e aiuta a guarire. È importante per le ossa e le articolazioni. Si trova soprattutto negli agrumi, nei broccoli e nelle bacche.

Acido folico – aiuta la formazione di globuli rossi. Contenuto negli spinaci, nei pomodori, nelle patate, le uova, il latte e nel grano integrale.

Niacina – supporta la divisione cellulare. Deriva soprattutto dai prodotti da forno, maiale, manzo, uova e latte.

Acido pantotenico – è ciò di cui sono composti gli anticorpi e gli ormioni. Si trova nel grano integrale, nel latte, nei tessuti muscolari e nei legumi.

Sali minerali.

Avete già sicuramente sentito parlare dei Sali minerali più conosciuti. Ma qual è precisamente il compito di queste sostanze all'interno del nostro corpo? I Sali minerali vengono suddivisi in oligoelementi e macroelementi. La differenza è nella concentrazione. I macroelementi sono presenti nel corpo sopra i 50 mg e gli oligoelementi sotto ai 50 mg.

Macroelementi.

Il **calcio** (broccoli, porri, prodotti del latte) è una parte costitutiva delle nostre ossa e le rafforza. Il cloro (sale) regola il nostro bilancio idrico. Il potassio (patate, la maggior parte della frutta e delle verdure) si occupa di mantenere la pressione sanguigna stabile. Molti enzimi necessitano il magnesio (noci, legumi) per la loro formazione. Grazie al **sodio** (pesce, carne, prodotti del latte) i nostri nervi e i muscoli possono funzionare correttamente. Il fosforo (latticini, legumi) è legato a diversi processi metabolici. Anche senza lo zolfo (disponibile praticamente in ogni alimento) non ci sarebbe la possibilità di formare molti enzimi nel nostro corpo, inoltre è partecipe nella formazione della cartilagine (condrificazione).

Oligoelementi.

Gli oligoelementi vengono chiamati così perché la nostra alimentazione ne contiene solamente poche tracce. Tuttavia, queste piccole quantità sono molto importanti per la nostra salute.

Il **cromo** (noci, miele, grano integrale) supporta il processo brucia grassi e regola gli zuccheri nel sangue.

Grazie al **ferro** (fegato, noci, soia, grano integrale) si crea l'emoglobina e l'ossigeno può venire trasportato all'interno del nostro corpo. Il ferro è inoltre un'eccezione, perché la sua concentrazione nel corpo è maggiore di 50 mg e sarebbe da considerare teoricamente come macroelemento.

Il **fluoro** (frutti di mare, sale, acqua minerale) si occupa della formazione dello smalto e delle ossa.

Per le funzioni degli ormoni tiroidei lo **iodio** (sale e pesce di lago) è particolarmente importante. Anche il metabolismo dei carboidrati e dei grassi viene attivato.

Grazie al **rame** (noci, crostacei, fegato) vengono creati i globuli rossi, inoltre è partecipe nella formazione di amminoacidi. La manganese (noci, tè nero, legumi) permette al nostro corpo di disintossicarsi regolarmente.

Infine, il **selenio** (pesce, carne, legumi) protegge le nostre cellule. Come ultimo troviamo lo zinco (interiora, prodotti integrali, fagioli) che è un sostegno per il nostro sistema immunitario e aiuta nella cicatrizzazione delle ferite, per questo motivo le pomate lo contengono spesso.

Un'alimentazione sana e il digiuno intermittente, sono un'ottima accoppiata!

Definizione di digiuno intermittente

Molto spesso si sente parlare di digiuno intermittente, ma sarebbe sbagliato convincersi che sia una dieta che si è diffusa solo per moda. Infatti, questo regime alimentare, vede le sue origini già nell'antichità (molte religioni infatti trattano questa dieta) e possiamo dire che è stata riscoperta nei giorni d'oggi come risposta a un'era in cui gli alimenti sono accessibili sempre in ogni momento della giornata. Viviamo in un'epoca il cui la popolazione è abituata a trovare nel supermercato sempre la stessa frutta e la stessa verdura, per tutto l'anno senza mai chiedersi: ma è di stagione? Il foodporn, gli hamburger e le pizze gourmet ci hanno condannato a mangiare spesso e in qualsiasi momento. Ma non è tutto, il nostro stile di vita e gli orari di lavoro sempre più frenetici ci hanno costretto a cenare sempre a tarda serata e a fare colazione sempre più presto. Il nostro corpo non fa più le ore di digiuno notturno fisiologico che coincidono alle ore di sonno. Partiamo però dalle basi. Quando si sente parlare di digiuno, la maggior parte delle persone pensa a una condizione in cui si devono cambiare le proprie abitudini, molti di loro lo applicano restistendo ai crampi dovuti alla fame e cercano in tutti i modi di portare a termine un determinato periodo senza mangiare. Ma in verità, ci sono tantissime forme di digiuno che facciamo periodicamente senza che ce ne rendiamo conto, un esempio lampante è il digiuno durante la notte. Il problema maggiore però è che a causa dello stile di vita moderno, le ore che passiamo senza alimentarci sono salamente 7/8. Possiamo quindi dedurre che alcune abitudini vanno sconvolte! Tantissime persone infatti tendono a cenare tardi la sera e invece fare colazione di prima mattina, ma se dobbiamo analizzare la vera natura delle cose, non è sicuramente previsto che noi mangiassimo durante la notte. Per trarre vantaggi dal digiuno, basterebbe cambiare di poco le proprie abitudini, ricordando che sarebbe necessario praticare il digiuno per circa 10/12 ore ogni notte, facendo quindi passare tali ore tra la cena e la colazione. Possiamo quindi dire che quando parliamo di dieta e digiuno, il concetto non si incentra sulla rinuncia, ma sul cambiare il proprio stile di vita e riscoprire quello di un tempo. La prima cosa da fare quindi è rivedere il proprio stile di vita quotidiano in modo da assicurare al corpo un determinato numero di ore (che ipoteticamente è di 10/12) senza consumare cibo. Quando si parla di digiuno intermittente, però si intende un digiuno più lungo rispetto a quello che fisiologicamente serve al corpo, ovvero 16 ore senza alimentarsi e 8 ore in cui si dedica il momento del pasto. Facciamo un esempio. Se fai colazione alle sette di mattina, l'ultimo pasto della giornata deve essere fatto entro le 15:00. Oppure se decidi di cenare alle 21, il pasto successivo dovrà essere fatto alle 13:00 del giorno dopo e per le restanti ore potrai bere acqua. Alla base del digiuno intermittente 16/8 non c'è un regime alimentare fisso e rigido da rispettare, ma è consigliato stabilire una dieta equilibrata nelle 8 ore in cui si mangia. Per ottenere il massimo dei risultati da questa pratica, andrebbe svolta per circa 2-4 giorni a settimana.

Le diverse tipologie di dieta del digiuno intermittente

I nutrizionisti e preparatori atletici che appoggiano e promuovono questo tipo di dieta sono differenti. Ognuno di loro, pur concordando nell'efficacia del digiuno, propone delle varianti alla dieta. Vediamole più da vicino:

1. Quella più nota è la **leangains**, conosciuta anche come **intermittent fasting** o **digiuno intermittente leangains**. Questo programma alimentare si basa sulla suddivisione della giornata, tra fase fast/fed, sullo schema 16/8. Ciò significa che il digiuno completo deve essere di 16 ore per poi lasciare il posto ad 8 ore in cui poter mangiare fino a 3 pasti.

2. **Il principio delle 4 ore**, consiste di consumare alimenti ogni quattro ore (ovviamente di notte dovrete continuare a dormire, non vale impostare la sveglia per sgranocchiare uno spuntino!)

3. La **5:2**, invece, è un punto di vista differente. Non si quantificano più le ore, ma i giorni: cinque giorni alla settimana si manga normalmente, i restanti due giorni si digiuna, o quasi.

4. La **dieta del guerriero**, infine, trae le sue origini dall'alimentazione degli antichi guerrieri selvaggi: un unico pasto grande la sera, e digiuno per il restante tempo della giornata.

***

Il primo metodo, ovvero la variante 16:8 è la più gettonata, poiché si può integrare meglio con la vita di tutti i giorni. Funziona particolarmente bene per tutti coloro che hanno difficoltà a consumare la prima colazione o, di norma, la fanno tardi. Inoltre, è corretto dire che con questa variante si percepisce meno il digiuno, perché ha luogo principalmente mentre si dorme.

Inizialmente, introducete il digiuno 16:8 da quattro a cinque giorni alla settimana, così darete la possibilità al vostro corpo di abituarsi a questo nuovo regime alimentare.

<u>Piano d'esempio</u>

Ora dei pasti fra le 10 e le 18; periodo di digiuno dalle 18 alle 10 del mattino seguente.

Bevete un caffè nero o un espresso fra il momento in cui vi svegliate e il primo pasto. Questo stimola il metabolismo già di primo mattino. Chi non ama il gusto deciso del caffè, può tranquillamente bere un tè nero per ottenere lo stesso risultato.

10:00 – È ora del primo pasto. Per cominciare la giornata con la giusta dose di energie si consiglia una colazione composta da due terzi di proteine e un terzo da carboidrati (es. yogurt con frutta e fiocchi d'avena).

13:00 – Per mantenere ottimale il rifornimento di energia dovremmo equilibrare proteine, grassi e carboidrati, ma anche in questo caso cerchiamo di far prevaricare le proteine. Ad esempio, potremmo soffriggere della carne magra o del pesce in olio d'oliva e accompagnare con verdure e patate. Il dessert è di libera scelta.

16:00 – In questa fase si consiglia uno spuntino salutare composto da sostanze nutrienti, come un panino integrale farcito con avocado e tonno.

17:30 – Durante la prossima mezz'ora si dovrebbe consumare l'ultimo pasto della giornata. È quindi importante assicurarsi di fornire sufficienti elementi nutritivi per rendervi sazi a lungo. Magari con un'omelette alle verdure con il pane.

Dalle 18 si inizia a digiunare.

Per ingannare la fame, si potrebbe bere il brodo vegetale: fornisce una grande quantità di micronutrienti, scalda e da la sensazione di pienezza allo stomaco.

***

La seconda variante, prevede quindi di poter consumare alimenti ogni quattro ore. Invece di mangiare interamente il pranzo potete suddividerlo in due porzioni e mangiare la seconda parte dopo quattro ore.

Inizialmente limitatevi a svolgerlo per tre giorni a settimana, per monitorare quali pasti sono essenziali per voi e in quali orari impostarli. Quando avrete scoperto il modo che più vi si addice, potete tranquillamente utilizzare questo principio di digiuno per una settimana consecutiva.

<u>Piano d'esempio</u>

8:00 – Coloro che consumano la colazione possono mangiare abbondantemente. Carboidrati sani insieme a molte proteine.

12:00 – Ora del pranzo!

16:00 – Se avanza qualcosa dal pranzo, potreste mangiarlo come spuntino. In caso contrario, preparatevi una merenda che contenga meno zuccheri e meno grassi cattivi possibili.

19:30 – Mezz'ora all'ultimo pasto della giornata. Se andate a dormire nelle prossime due o tre ore, il pasto sarebbe meglio fosse leggero e non troppo sostanzioso, visto che l'apparato digerente dovrebbe lavorare troppo intensamente.

Il pasto seguente è la mattina seguente dalle 8, mi raccomando!

***

Con il terzo metodo, il 5:2, non si digiuna per tutto il giorno, ma una parte della settimana. Nello specifico: 5 giorni della settimana si mangia normalmente, e nei rimanenti 2, le donne dovrebbero limitare a 500 calorie e gli uomini a 600 calorie giornaliere. In genere, non si digiuna completamente.

Quali giorni della settimana scegliere rimane di vostra discrezione. Tuttavia è sconsigliato scegliere due giorni che si susseguono.

In questo caso, soprattutto i principianti, sviluppano una forte sensazione di fame, finendo per consumare di più il giorno seguente al digiuno.

Durante i giorni di digiuno fate attenzione a selezionare con cura gli alimenti da consumare. Evitate quindi i prodotti con calorie vuote, in quanto vi determinano un aumento del volume calorico ma non vi rendono sazi. Concentratevi sulla carne magra, gli alimenti integrali e le verdure.

Con moderazione, i dolci è permesso consumarli nei cinque giorni di non digiuno.

Provate per 1 o 2 settimane, provando ad alternare i giorni di digiuno. Dopodiché, potrete proseguire.

<u>Piano d'esempio</u>

Durante i giorni normali potete mangiare, in linea di massima, quello che preferite. Abbiate premura di rimanere 100-200 calorie sotto il vostro bilancio energico giornaliero.

Preferibilmente non mischiate i grassi ai carboidrati e limitate le bevande zuccherate.

Durante i giorni di digiuno: Evitate completamente i cibi dolci!

Ed è consigliato praticare sport durante i giorni di digiuno.

***

La variante chiamata "la dieta del guerriero", affonda le sue radice con il motto: "ritorno alle radici". Ovvero, che si mangia come i guerrieri selvaggi di una volta: un pasto grande la sera all'interno di un preciso lasso di tempo, dopodiché andare a dormire relativamente presto e proseguire il digiuno fino alla sera successiva. Il pasto della giornata può essere consumato all'orario per voi più consono.

Si consiglia di seguire questo regime alimentare solo se si conduce una vita da atleti e body builder.

I principianti dovrebbero limitarsi a 1-2 giorni alla settimana e aumentare a dipendenza dei propri bisogni.

<u>Piano d'esempio</u>

Come comprensibile, il pasto dovrà essere molto abbondante. Si inizia con un antipasto, magari un'insalata, procedendo con un grande primo piatto, per esempio carne con contorno di verdure, ricco di buoni carboidrati e infine un dolce.

Mangiare velocemente tre o quattro portate in 20 minuti non è sano per il nostro organismo, quindi prendetevi tutto il tempo necessario e ricordatevi di masticare bene.

Se durante il lasso di tempo di digiuno, vi dovesse venire fame, è consigliato mangiare uno spuntino ricco di proteine: un paio di noce, un pezzo di pesce, un avocado. Qualcosa che procura facilmente energia e non limita eccessivamente i grassi che vengono bruciati.

Si consiglia di non sottovalutare l'alimentazione dei guerrieri!

***

Scommetto che ora ti stai chiedendo quale di queste varianti fa al caso tuo... beh, non c'è una formula magica applicabile a ogni persona e ai suoi ritmi quotidiani. Pertanto, vi consiglio di provare, di sperimentare fino a che non troviate il regime che più vi soddisfa.

Per iniziare, è però consigliata la dieta intermittente 16:8.

I vantaggi del digiuno

Il digiuno notturno quotidiano ha numerosi vantaggi grazie soprattutto alla capacità del cervello di rigenerarsi. Durante il giorno si dedica alle tante funzioni a cui noi lo "costringiamo", mentre alla notte anche se continua a lavorare riesce a liberarsi dalle scorie accumulate proprio per questo motivo è fondamentale passare un certo numero di ore senza mangiare. Possiamo quindi affermare che il digiuno fa bene soprattutto al nostro cervello, e come ben sappiamo è da lui che dipende tutto il resto, ma non è tutto: il digiuno è utile anche a fermare la fornitura di glucosio al cervello, in questo modo gli permette di raccogliere energia dalle proteine al posto che dal glucosio presente nel sangue. Tutto ciò non basta, ed è proprio ora che subentra il digiuno intermittente da 16 ore. Il cervello umano trae la propria energia dai grassi. Gli zuccheri raffinati, sono nati da poco ma nonostante ciò si sono diffusi velocemente ed estremamente, essi possono provocare problemi molto seri se consumati in grandi quantità. Possiamo quindi dedurre che limitare periodicamente l'apporto di glucosio è una pratica molto sana. Se alterniamo il normale digiuno notturno con il digiuno di 16 ore per un periodo di circa qualche mese, il nostro cervello ricomincerà ad abituarsi alla distruzione dei grassi e non al consumo degli zuccheri. Inoltre, è importante tenere conto che il digiuno permette alle cellule di iniziare i loro processi di riparazione. Uno di tali processi prende il nome di autofagia e consiste nella rimozione da parte delle cellule, delle proteine cattive. Inoltre, durante il periodo di digiuno, l'HGH aumenta moltissimo e questo ne comporta una notevole perdita di grasso e un aumento della massa muscolare.

I principali vantaggi della dieta intermittente

- **Perdita di peso**. Mangiare meno significa perdere peso. Il digiuno ti permette di perdere peso in modo più sano: il tuo corpo è infatti costretto a usare il grasso immagazzinato come carburante invece di usare il glucosio. Il glucosio è praticamente ovunque negli alimenti che mangiamo ma, non appena cambi le abitudini alimentari e inizi a privare il tuo corpo di zucchero, questo reagirà usando il grasso immagazzinato per produrre energia. Questo porta alla perdita di peso e ti permetterà di disintossicarti dallo zucchero.

- **Miglioramento della quantità di zucchero nel sangue**. L'insulina può essere estremamente pericolosa per il nostro corpo (e non solo per le persone con diabete, a differenza di quello che si crede) poiché alti livelli di insulina significano anche alti livelli di zucchero nel sangue che possono causare affaticamento, la necessità di un numero sempre maggiore di zuccheri e, a lungo termine, malattie cardiovascolari. Il digiuno intermittente abbassa la glicemia e previene i picchi e gli arresti dovuti a ipoglicemia e iperglicemia.

- **Miglioramento delle condizioni del cuore**. Il digiuno intermittente aiuta a ridurre molti fattori di rischio di malattie cardiache come il colesterolo LDL e questo aiuta a mantenere un cuore sano.

- **Diminuzione della fame.** Anche se all'inizio può essere difficile adattarsi al cambiamento, a medio e a lungo termine, il digiuno intermittente riduce l'impatto della leptina (l'ormone della sazietà) sul corpo: quando c'è troppa leptina circolante nel corpo, per esempio quando mangiamo costantemente, il corpo sviluppa una resistenza e questo significa che non reagisce più a questo ormone e ha bisogno di sempre più cibo. Il digiuno abbassa i livelli di leptina.

- **Velocizzazione del metabolismo.** È stato dimostrato che il digiuno intermittente velocizza il metabolismo fino al 14%. Allo stesso tempo, è una spinta salutare che aiuta a promuovere una buona perdita di peso: a volte perdere peso significa anche perdere muscoli, mentre praticare il digiuno a breve termine aumenta le possibilità di perdere peso senza perdere il tessuto muscolare.

- **Riduzione della dipendenza dallo zucchero.** Quanto più si evita lo zucchero e si digiuna, tanto meno bisogno si avrà di assumere zucchero. Molte persone bevono aceto di mele durante il loro digiuno per abbassare il livello di insulina ancora di più e abituarsi all'assenza di zucchero.

- **Digestione migliorata.** Non solo l'intestino prende parte al processo di digestione. Bensì, anche lo stomaco, il fegato, il pancreas e i reni devono compiere il loro lavoro, collaborando. Nei periodi di digiuno, tutti questi organi elencati possono rilassarsi, siccome non hanno nulla da smaltire. Non hanno da "lavorare", in parole povere. Questo aiuta ad alleggerire l'apparato digestivo e, allo stesso tempo, a depurarlo.

- **Longevità.** Siccome molti organi (citati prima) vengono rilassati per più ore consecutive al giorno, questo permette di "consumarli" di meno e quindi mantenerli più giovani ed elastici. Nel migliore dei casi, quindi, il digiuno intermittente può donarvi una vita più lunga.

- **Aumento dell'ormone della felicità.** Nella fase senza alimentazione, avviene un picco di serotonina. In questi periodi, vi sentirete quindi particolarmente felici, invece che affamati e di cattivo umore.

- **Definizione di una nuova routine.** Ad un livello diverso, meno scientifico, il digiuno intermittente può essere visto come una routine e questo permette a coloro che lo praticano di mettere ordine nelle loro vite e ridurre ansia e stress. All'inizio può essere difficile sviluppare la routine, soprattutto se ti piace fare colazione e ami mangiare qualcosa dopo cena ma non appena inizi a vedere i benefici e sviluppi un piano serio, troverai questa routine benefica su molti aspetti.

L'efficacia della dieta intermittente nel bruciare i grassi

Il motivo principale per cui il digiuno intermittente è efficace e permette di perdere peso è che il consumo di calorie è ridotto. Durante il periodo di digiuno tutti i diversi protocolli prevedono il salto dei pasti. Le calorie assunte saranno ridotte, a meno che non si compensi mangiando molto di più nel momento di consumo dei pasti. Un recente studio fatto nel 2014, il digiuno intermittente comporta un significativo consumo di grassi e perdita di peso. È stato infatti riscontrato che il digiuno intermittente riduce il peso corporeo del 3-8% in un periodo di 3-24 settimane. Proprio per questi risultati, è la dieta maggiormente indicata dai dietologi delle star americane, come Hugh Jackman e Jennifer Lawrence che, per obblighi cinematografici, possono dover modificare velocemente il loro corpo.

Nell'esaminare il tasso di dimagrimento, le persone hanno perso circa 0,25 kg a settimana grazie al digiuno intermittente, mentre 0,75 kg nell'arco di una settimana con il digiuno applicato a giorni alterni. La circonferenza della vita risulta ridotta del 4-7%, quindi sono riuscite a ridurre drasticamente la pancia in eccesso. Tali risultati sono straordinari e dimostrano che il digiuno intermittente permette di dimagrire veramente! Ma non è tutto, i vantaggi di tale pratica vanno ben oltre alla semplice perdita di peso. Previene infatti le malattie croniche, aumenta la durata della vita e procura notevoli benefici per la salute metabolica. Nonostante il conteggio delle calorie non sia in linea generale richiesto quando si pratica il digiuno intermittente, il dimagrimento è condizionato anche da una diminuzione complessiva dell'apporto calorico. Gli studi che mettono a confronto il digiuno intermittente e la dimininuazione calorica continua non danno difformit à nel dimagrimento se le calorie sono congiunte tra i gruppi. Ora quindi sei consapevole del fatto che il digiuno intermittente è una pratica conveniente per ridurre le calorie senza sforzarsi di mangiare in quantità ridotta.Altro aspetto importante da tenere a mente è che, a differenza delle altre diete, adoperando il digiuno intermittente, non si va a intaccare la muscolatura. Si riducono solamente centimetri di grasso, ma non di massa muscolare. Anzi, certi studi dimostrano che il digiuno intermittente è di aiuto per il mantenimento della massa muscolare nonostante la perdita del grasso corporeo. Durante il riesame di uno studio, la diminuzione calorica intermittente provocava una perdita di peso simili alla restrizione calorica continua, tuttavia la riduzione di muscoli era molto più piccola. Alcuni studi hanno dimostrato che nella restrizione calorica il 25% del peso corporeo perso era massa muscolare, mentre con la restrizione calorica intermittente la massa muscolare persa si riduce al 10%. In un altro studio, invece le persone venivano divise in due gruppi, hanno eliminato tutte le calorie necessarie al mantenimento del peso in 3 pasti quotidiani o solamente un pasto in un giorno. Si è scoperto che chi mangiava solamente una volta al giorno una grande quantità di cibo perdeva adipe e aumentava la massa muscolare e nello stesso tempo aveva anche una serie di altri benefici sulla salute. Possiamo quindi affermare che con il digiuno intermittente si può mantenere molta più massa muscolare rispesso alla restrizione calorica standard. Un altro vantaggio della pratica del digiuno intermittente è dato dalla sua semplicità. È necessario però tenere presente che la dieta è soggettiva, quindi perché funzioni deve essere adatta a te e deve essere sostenuta per un periodo lungo. Il digiuno intermittente non ti agevolerà solo nel seguire una dieta sana ma sono tantissimi i benefici per il corpo e per la salute soprattutto a lungo termine. Per dimagrire efficacemente e per fare in modo che il digiuno intermittente funzioni al meglio è bene tenere presente alcuni accorgimenti.

- **Qualità del cibo**: i cibi che ingerisci sono particolarmente importanti. È necessario prediligere gli alimenti integrali sani e vari.
- **Calorie**: le calorie hanno la loro importanza. Cerca di mangiare in maniera equilibrata durante i periodi di non digiuno; è bene non esagerare con le porzioni e non superare mai le calorie che si sono eliminate durante il periodo di digiuno.
- **Coerenza**: come con tutte le diete, è importante svolgere questa dieta per un lungo lasso di tempo se si vuole che funzioni. È impossibile ottenere risultati in poco tempo e questo vale per ogni dieta.
- **Pazienza**: il tuo organismo per adattarsi a un protocollo di digiuno intermittente richiede del tempo. Per rendere il digiuno intermittente più facile e semplice cerca di essere costante nell'orario dei pasti.

Per bruciare i grassi del corpo, mantenere e sviluppare massa muscolare è possibile associare al digiuno intermittente l'allenamento.

All'inizio del digiuno intermittente non è richiesto il conteggio delle calorie, ma se la perdita di peso non continua e sembra bloccata, potrebbe essere buona praticare contare le calorie assunte. Questo strumento è utile per monitorare i cambiamenti a cui sottoponi il tuo corpo.

Il digiuno intermittente e i falsi miti che lo riguardano

Con l'avvento della dieta intermittente, in questi ultimi 3-5 anni, si sono susseguite serie di informazioni e di falsi miti che è bene sfatare. Vediamoli nel dettaglio:

- **Mangiare ripetutamente stimola il metabolismo.** Molte persone pensano che mangiare spesso e di continuo porti all'aumento del metabolismo basale, di conseguenza il consumo di calorie sarà più rapido. L'organismo consuma energie per digerire e per poi assorbire i nutrienti che sono presenti nei cibi. Tutto ciò, prende il nome di effetto termico del cibo (TEF) o termogenesi alimentare, é normalmente pari al 5-15% del dispendio calorico totale di un individuo. Bisogna, però, tenere presente che la termogenesi è proporzionale alle calorie ingerite e non al numero di pasti consumati: in termini di termogenesi, assumere 1000 calorie con un solo pasto, corrisponde ad assumere per tre volte al giorno 300 calorie a pasto. In tutti e due i casi, l'energia che il corpo usa per consumare un solo pasto o per consumare tre piccoli pasti è in entrambi i casi pari a circa 100 calorie: rappresenta cioè il 10% delle calorie totali introdotte (la media, appunto tra il 5 ed il 15%). Queste conclusioni – mangiare più pasti, non accresce il metabolismo basale – sono supportate dai risultati empirici di diversi studi sull'essere umano.

- **Mangiare molte volte durante il giorno diminuisce il desiderio di mangiare grandi quantità di cibo.** Gli esperti non sono unanimi su tale argomento. Non ci sono sicurezze sul fatto che il mangiare molto spesso nell'arco della giornata, eviti per tutte le persone il desiderio di ingozzarsi di cibo durante i pasti. Ma non si può neanche sostenere che frequenti spuntini aumentino la capacità di autocontrollo. Questo perché il desiderio di mangiare (e quindi anche la capacità di autocontrollo davanti al cibo) non dipende solo da necessità nutrizionali, ma anche da profonde esigenze psicologiche. Tutto ciò rende quindi difficile studiare le cause e gli effetti.

- **Per far funzionare il cervello servono gli zuccheri.** Tutti sanno che per far funzionare il cervello nel modo giusto sono necessari gli zuccheri, proprio per questo motivo si tende a pensare che chi svolge lavori particolarmente intellettuali ha necessità di avere un'alimentazione ricca di zuccheri e di carboidrati. Tuttavia i meccanismi che regolano il nostro organismo (per fortuna) non sono così semplici e c'è sempre una connessione diretta tra il glucosio che ingeriamo con i cibi e quello che arriva al cervello. Attraverso il processo di glucogeni il nostro corpo è in grado di produrre il glucosio necessario: il nostro organismo – iniziando da precursori non saccaridici quali sono, ad esempio, gli aminoacidi, il glicerolo, il lattato ed il piruvato – attraverso la glucogenesi genera glucosio. Nei regimi alimentari che includono il poco apporto di carboidrati, nella dieta chetogenica e nel caso del digiuno completo e intermittente, il nostro organismo produce corpi chetonici partendo dai grassi e dalle proteine. È a livello epatico che avviene principalmente questo processo di chetogenesi. Per dare energia a determinati organi come il cervello, i corpo chetonici vengono distribuiti ai tessuti e convertiti in acetil-CoA. Dal punto di vista organico, la chetosi elimina il disagio che si formerebbe una volta finite le scorte di glucosio (principalmente accumulate nel fegato), ma nonostante ciò molte persone sostengono di sentirsi giù di zuccheri se non mangiano di continuo. A persone prima di eliminare completamente lo zucchero dalla propria alimentazione consigliamo di chiedere un parere al proprio medico di famiglia.

- **Mangiare di continuo fa bene alla salute.** Come già anticipato, è un mito da sfatare il fatto che mangiare di continuo faccia bene alla salute. Alcuni studi hanno dimostrato che le persone che mangiano più spesso hanno una maggiore probabilità di ammalarsi di cancro a livello colonrettale, altri studi mostrano come frequenti spuntini, congiuntamente a una dieta ipercalorica, siano i responsabili dell'innalzamento dei triglicerici nel fegato, e dello zucchero nel sangue. Altri studi hanno scientificamente dimostrato la dieta intermittente induce un processo di riparazione cellulare chiamato autofagia, in tale processo le cellule usufruiscono delle proteine vecchie e disfunzionali per produrre energia. Pare che l'autofagia aiuti a prevenire molte malattie, quali il morbo di Alzheimer ed il cancro, ed aiuti anche a rallentare l'invecchiamento.

- **Il digiuno intermittente fa diminuire la massa muscolare.** Quando si pratica il digiuno è vero che il corpo per continuare a produrre energia, brucia i muscoli. Ma ciò non significa che il digiuno intermittente sia peggiore. Anzi al contrario uno studio condotto nel 2011 dal dott. Varady KA ha accertato che, a parità di calorie assunte, il digiuno intermittente causa una ridotta perdita di massa muscolare rispetto ad una comune dieta. Nel 2006 inoltre è stata fatta una ricerca per definire se l'assunzione del fabbisogno calorico giornaliero ha ripercussioni sul peso corporeo oppure no. Da tutto ciò ne è emerso che il digiuno intermittente non fa aumentare il peso corporeo anzi, in alcuni casi, provoca addirittura un incremento della massa muscolare.
- **Il digiuno intermittente fa male alla salute.** Assolutamente falso. Non solo il digiuno intermittente non è dannoso alla salute, ma addirittura è dimostrato che accresca la condizione di benessere generale: sia del fisico sia della mente. Il digiuno intermittente inoltre diminuisce il rischio di malattie cardiocircolatorie, previene il rischio di sviluppare il diabete, ha effetti

benefici sul sistema neurologicoe, favorendo la secrezione della neurotrofina (BDNF), pare abbia anche effetti antidepressivi.

- **Il digiuno intermittente porta a mangiare di più.** Per compensare la carenza energetica durante la pratica del digiuno, il corpo richiede di mangiare di più del solito. Ma nonostante ciò è dimostrato scientificamente che se si mangia di più dopo il periodo di astinenza, viene comunque svilupatto un bilancio energetico che permette in ogni caso di perdere peso.

- **Il corpo può assimilare solo 30 grammi di proteine per pasto.** Questo è un altro luogo comune completamente falso. La convinzione che, per aumentare lo sviluppo dei muscoli, sia auspicabile assumere 30 grammi di proteine ad intervalli di 2-3 ore. Tutto ciò non è dimostrato da nessuno studio scientifico: non c'è alcun limite alla quantità di proteine che il corpo può assimilare in un unico pasto.

Alimenti consigliati e sconsigliati durante questa dieta

Fortunatamente, questa dieta non prevede molte costrizioni di origine alimentare, a differenza di molte sue colleghe che, per quanto possano contribuire a rimodellare il fisico, ci abbattono sulla gioia di addentare un buon piatto succulento.

ui di seguito, qualche indicazione:

- **Dolcificanti e sostituti dello zucchero.** A riguardo, le opinioni differiscono. Una cosa è certa: i dolcificanti sono malvisti, in quanto hanno effetti negativi sul metabolismo. A causa del loro gusto dolce, il corpo viene ingannato e recepisce il messaggio di dover bruciare più calorie, ma non si tratta davvero di zucchero...

La stevia e lo zucchero di cocco, sono senz'altro più indicati. Questi fanno aumentare molto lentamente i livelli di zucchero nel sangue e contengono molti Sali minerali come pure amminoacidi.

- **Alimenti piccanti.** Il peperoncino, la cannella e lo zenzero possono avere un effetto positivo sul processo brucia-grassi.Questo avviene perché, quando la nostra lingua avverte una sensazione di piccante, la temperatura del corpo si alza. Attraverso la produzione di sudore, il corpo utilizza energia per mantenersi freschi.
- **Crema di nocciole.** Il burro di arachidi ha la reputazione di essere buono, ma allo stesso tempo,

altamente calorico. Un'alternativa è quella della crema di nocciole, contenente grassi buoni e fonte di proteine. La crema di nocciole si presta molto bene per i frullati. Se, per esempio, prendete 300 ml di latte vegetale e aggiungete dell'acqua, due cucchiai di crema di nocciole, una banana e un po' di fiocchi d'avena, ricaverete un pasto sano ed equilibrato che apporterà al vostro organismo una grande quantità di sostanze nutritive. A seconda dei vostri gusti potrete modificare la ricetta!

- **Bevande alcoliche e analcoliche.** Non dovreste consumare bevande alcoliche nei pasti. Fate in modo di perdere l'abitudine. Non dico di rinunciarvi completamente, ma l'alcol va consumato con piacere e soprattutto con moderazione. Ne basta un sorso per assumere un alto contenuto calorico. Soprattutto durante il digiuno, non sprecate le vostre calorie con queste bevande.

Non molto diverso è per le bevande analcoliche. Sono calorie vuote e zuccheri, che aumentano solo gli attacchi di fame.

Come resistere agli attacchi di fame durante il digiuno?

Che per la dieta ci voglia la costanza, è un fatto risaputo. Quindi come fare a resistere al richiamo di una pizza con gli amici o a un barattolo di Nutella in dispensa?

Il senso di fame è del tutto naturale: è un segnale lanciato dall'organismo per avvertire che il metabolismo necessita di nuove energie.

Affidatevi a questi suggerimenti e sarete pronti a sconfiggere la fame nervosa!

- **Non eliminare i carboidrati.** Mai eliminare la dose di carboidrati, importantissimi per stimolare la produzione di serotonina, il neurotrasmettitore che mette in moto il segnale di sazietà.
- **Mangiare latte e formaggi.** Non fatevi mancare nemmeno il latte e i formaggi che, come i carboidrati, stimolano il triptofano che si trasforma in serotonina.
- **Mangiare e masticare piano.** Raccomandazione ricorrente dei nutrizionisti. Infatti, masticare con calma e gustarsi il cibo stimola il senso di sazietà.
- **Selezionare correttamente lo spuntino.** Se proprio non resistete, concedetevi uno spuntino sano, non più di due volte al giorno! Via libera alla frutta, specialmente una banana, mela o pera, tutte e tre perfette per calmare il senso di fame improvviso.

Ottime anche le centrifughe.

- **Bere ripetutamente.** Altro trucchetto per resistere alla fame chimica, soprattutto prima di iniziare uno dei pasti principali della giornata.
- **Crackers light.** Se siete costretti a stare tutto il giorno fuori casa, optate per un pacchetto di crackers light per i vostri spuntini: buoni e leggeri.

La relazione fra lo sport e il digiuno intermittente

Se si desidera perdere peso in modo sano ed equilibrato (senza incorrere nel rischio di recuperare tutto subito), è sempre consigliato praticare dell'attività fisica. Sebbene possa sembrare controproducente fare allenamento a digiuno, questo allenamento è praticato anche dagli sportivi e ciò non procura danni alla muscolatura ma è addirittura un sostegno.

Se si dimagrisce senza fare sport, si può cadere vittima del fenomeno "skinny fat", ovvero che quello che rimane fra la pelle e le ossa è grasso sedimentato e la pelle risulterà quindi poco soda e in forma.

Detto ciò, non esistono delle vere e proprie regole stabilite per un programma alimentare né sportivo in concomitanza con la dieta intermittente. Chi è abituato a fare sport dovrebbe continuare a esercitarsi, avendo premura che i periodi di movimento si possano adattare anche a quelli di digiuno, senza causare complicazioni.

Coloro che invece ricominciano ad allenarsi dopo un lungo periodo di sospensione, inizialmente dovrebbero concentrarsi a far funzionare la dieta: abituandosi ai periodi di digiuno. Poi approcciatevi all'esercizio fisico gradualmente, così eviterete di sovraccaricare il corpo. Anche la massa muscolare ne gioverà senza subire cambiamenti drastici di abitudini. All'inizio, potrebbe essere utile fare lunghe passeggiate. Dunque non c'è bisogno di iscriversi in palestra o comprare attrezzi specifici. Se avete a disposizione un paio di scarpe da corsa, una tuta aderente, potete bruciare ovunque. Oppure potete andare in bicicletta al lavoro, a fare qualche commissione o a scoprire nuove vie della vostra città.

Chi è leggermente sovrappeso e riscontra delle complicazioni con le giunture, praticando questi esempi di sport, può tranquillamente ripiegare sul nuoto. L'acqua sorreggerà il peso, ma i muscoli vengono comunque sottoposti a un lavoro di qualità.

Se ti piace cambiare, su internet troverei molti video gratuiti che ti illustreranno gli esercizi da fare comodamente da casa. Accendi la musica e trova la motivazione e la grinta di cui hai bisogno per migliorare te stesso!

Pro VS Contro

I Pro

- Potrebbe diminuire le probabilità dei rischio del diabete 2
- Aumenta l'ormone della crescita
- Migliora le probabilità di guarigione
- Incoraggia un metabolismo più veloce
- Potrebbe aiutare a vivere più a lungo
- Abbassa il colesterolo
- Può contribuire a far perdere peso

I Contro

- Sensazione di Fame
- Disidratazione
- Cambiamenti nella regolarità intestinale
- Bruciore di stomaco
- Mal di testa
- Stress/ansia
- Letargia
- Saltare il ciclo
- Menopausa precoce

Combinare digiuno intermittente e dieta chetogenica?

La scienza alla base della dieta chetogenica rivela che il corpo brucia grassi quando è privato di altre fonti di carburante. Il digiuno intermittente è un modello di privazione del cibo che porta ad un ulteriore passo avanti. Non stiamo parlando di digiuno a lungo termine. Il digiuno intermittente durante una dieta chetogenica significa fare due pasti ogni giorno e digiunare per un giorno a settimana. Il tempo del digiuno dà al corpo la possibilità di riposare e liberarsi dalle tossine. Fornisce una spinta in più per i benefici di perdita di peso ed è un ottimo modo per iniziare la dieta. Per la perdita di peso, la dieta chetogenica, combinata con il digiuno intermittente, ti aiuterà a raggiungere il tuo obiettivo più velocemente e più facilmente. Il digiuno intermittente si basa su due numeri: 16 e 8, in cui 16 sono le ore di digiuno e 8 ore invece in cui si fanno i pasti. Il meccanismo è questo: dopo l'ultimo pasto serale, orientativamente intorno alle 20, ma assolutamente non oltre le 21, si apre la finestra de digiuno che dura fino al pranzo del giorno dopo, alle 12 circa. Quindi, come succede sempre e a chiunque, la prima parte del digiuno viene effettuata durante le ore di sonno, il che rende più facile non mangiare. Bisognerà soltanto resistere per i primi giorni e arrivare direttamente al pranzo. E' solo una questione di abitudine, il corpo farà un po' di resistenza, ma si abituerà quasi subito ai nuovi orari. Dalle 12 alle 20, 8 ore quindi, potrai mangiare tutto quello che prevede il tuo piano alimentare. Essendo in regime chetogenico, quindi, avrai il vantaggio non provare gli attacchi di fame di chi è solito mangiare carboidrati, non dovrai necessariamente contare le calorie e potrai fare pasti più abbondanti proprio perché avrai a disposizione il pasto saltato della colazione. Il tutto si traduce, in due o tre pasti nella finestra di 8 ore. Dopo di che, ricomincia il digiuno di 16 ore. Semplicissimo. Il digiuno permette di velocizzare e massimizzare il processo di disintossicazione del corpo, di rendere più rapido e prolungato il processo di chetosi e permette all'organismo di rigenerarsi più efficacemente. C'è chi associa alla dieta chetogenica anche uno o due digiuni di 24 ore a settimana, che significa per quei due giorni effettuare un solo pasto. Per ora non è necessario pensare anche a come organizzare i digiuni, sempre che si voglia provare a farli. La cosa importante è capire il funzionamento della dieta chetogenica ed applicarla alla vita di tutti i giorni.

Perché la chetosi ciclica?

La dieta chetogenica e il digiuno intermittente permettono entrambi il passaggio del corpo da uno stato in cui brucia zuccheri a uno stato in cui brucia grassi (un'importante flessibilità che promuove a sua volta la funzione ottimale delle cellule e degli apparati corporei). E, anche se ci sono prove che sostengono che entrambe le strategie funzionano da sole, mi sembra evidente che combinarle produrrà nel complesso i migliori risultati.

Ci sono almeno due motivi importanti per favorire l'approccio a impulsi:

• L'insulina disattiva la glucogenesi epatica, cioè, la produzione del glucosio da parte del fegato. Quando l'insulina è soppressa in maniera cronica per lunghi periodi, il fegato inizia a compensare la sua mancanza producendo più glucosio. Di conseguenza, la glicemia inizia ad aumentare anche se non mangi carboidrati.

In questa situazione, mangiare carboidrati farà in effetti abbassare la glicemia, perché attiveranno l'insulina, che a sua volta disattiverà la produzione di glucosio del fegato. La disattivazione cronica dell'insulina a lungo termine costituisce uno stato metabolico malsano facilmente evitabile entrando e uscendo ciclicamente dalla chetosi.

• In maniera più importante, in generale molti benefici metabolici associati alla chetosi nutrizionale avvengono in effetti durante la fase di ri-alimentazione. Nella fase di digiuno si verifica la rimozione delle cellule danneggiate e del loro contenuto, ma il vero processo di ringiovanimento ha luogo durante la ri-alimentazione.

In altre parole, le cellule e i tessuti sono ricostruiti e il loro stato sano viene ripristinato nel momento in cui l'assunzione di carboidrati netti aumenta. (Anche il ringiovanimento che avviene durante la ri-alimentazione è una delle ragioni per cui il digiuno intermittente ha così tanti benefici, perché compi dei cicli tra fame e abbondanza).

Come applicare la chetosi ciclica e il digiuno

1. **Intraprendi un programma di digiuno intermittente —** consuma tutti i pasti (dalla colazione al pranzo, o dal pranzo alla cena) entro un arco temporale di otto ore ogni giorno. Digiuna per le 16 ore restanti. Se tutto questo ti è nuovo e l'idea di attuare cambiamenti nella dieta e nelle abitudini alimentari ti spaventa troppo, inizia semplicemente consumando i soliti pasti in quest'arco temporale.

Una volta diventata una routine, continua implementando la dieta chetogenica (step 2), e poi rendendola ciclica (step 3). Puoi trovare conforto nel sapere che una volta raggiunto il terzo step potrai reintegrare alcuni dei tuoi carboidrati sani preferiti su base settimanale.

Se vuoi massimizzare ulteriormente i benefici sulla salute del digiuno, considera il passaggio a dei digiuni regolari di cinque giorni a settimana di sola d'acqua. Io lo faccio tre o quattro volte all'anno. Per semplificare questo processo, raggiungi gradualmente un punto in cui digiuni per venti ore al giorno e mangi due pasti nell'arco di sole quattro ore. Dopo un mese, digiunare consumando solo acqua per cinque giorni non sarà così difficile.

2. **Passa a una dieta chetogenica finché non generi dei chetoni misurabili —** le tre fasi principali sono: 1) limita i carboidrati netti (carboidrati totali senza fibre) da 20 a 50 grammi al giorno, 2) sostituisci i carboidrati eliminati con grassi sani in modo da

ottenere dal 50 all'85% dell'assunzione calorica giornaliera dai grassi, e 3) limita le proteine a mezzo grammo per ogni mezzo chilo di massa magra corporea. (Per determinare la tua massa magra corporea, sottrai a 100 la tua percentuale di grasso corporeo, poi moltiplica quella percentuale per il tuo peso attuale).

Le verdure, che sono piene di fibre, possono essere mangiate senza restrizioni. Le fonti principali di carboidrati che devono essere eliminate sono i cereali e tutte le forme di zucchero, tra cui i frutti ricchi di fruttosio. (I carboidrati netti sani saranno poi reintegrati una volta attivato lo stato di chetosi).

Degli esempi di fonti di grassi sani includono gli avocado, l'olio di cocco, gli omega 3 derivati dai pesci grassi, il burro, i frutti a guscio crudi (le noci macadamia e le noci pecan sono ideali perché sono ricche di grassi sani ma contengono poche proteine), i semi, le olive e l'olio d'oliva, prodotti di animali nutriti con erba, l'olio di MCT, il burro di cacao naturale e i tuorli d'uovo biologici pastorizzati. Evita tutti i grassi trans e gli oli vegetali polinsaturi altamente raffinati.

Aggiungere questi grassi dannosi può causare più danni dell'eccesso di carboidrati, perciò solo perché un alimento è "ricco di grassi" non significa che dovresti mangiarlo. Mantieni queste porzioni di carboidrati netti, grassi e proteine finché non entri in chetosi e il tuo corpo non brucia grassi come fonte d'energia. Per determinare di essere in chetosi puoi utilizzare le strisce per i test dei chetoni, verificando che i chetoni nel sangue siano in un intervallo tra 0,5 e 3,0 mmol/L.

Ricorda che quando si tratta di porzioni di questi nutrienti la precisione è importante. Di fatto un eccesso di carboidrati netti impedirà la chetosi in quanto il corpo utilizzerà prima qualsiasi fonte di glucosio disponibile, essendo un tipo di combustibile che brucia più velocemente.

Visto che è praticamente impossibile determinare accuratamente la quantità di grasso, di carboidrati netti e proteine in tutti i piatti, assicurati di avere qualche strumento basilare per la misurazione e il tracciamento a portata di mano. Questo include una bilancia da cucina, dei misurini dosatori e un tracker nutrizionale.

3. **Una volta che hai verificato di essere in chetosi, inizia ad effettuare cicli dentro e fuori dalla chetosi** reintegrando alte quantità di carboidrati netti una o due volte a settimana. Come raccomandazione generale, durante i giorni in cui fai il pieno di carboidrati triplica la quantità dei carboidrati netti.

Ricorda che il corpo sarà di nuovo capace di bruciare efficacemente grassi in qualunque momento dopo un paio di settimane o qualche mese. Come già detto, entrare e uscire in maniera ciclica dalla chetosi nutrizionale massimizzerà i benefici biologici della rigenerazione e del rinnovamento, e allo stesso tempo minimizzerà i potenziali lati negativi della chetosi continua.

A questo punto, anche se una o due volte a settimana sono concesse alte quantità di carboidrati netti, ti consiglierei comunque di stare attento a ciò che è sano e ciò che non lo è. Idealmente, dovresti evitare patatine e ciambelle, e concentrarti sull'assunzione di alternative più sane come amidi resistenti alla digestione.

Cibi ricchi di carboidrati netti come patate, riso, pane e pasta diventano tutti resistenti alla digestione quando vengono cotti, si raffreddano e poi vengono riscaldati di nuovo, ed è un modo di rendere queste indulgenze un po' più sane.

Digiuno intermittente in pillole

Come suggerito dal nome stesso, il digiuno intermittente è un approccio nutrizionale che alterna dei periodi in cui si mangia a dei periodi in cui si fa digiuno. Non si tratta quindi di una vera e propria dieta, ma di un programma alimentare che più che suggerirti cosa, ti dice quando mangiare.

Ci sono diversi metodi di digiuno intermittente e il più popolare è:

- Schema 16/8: anche conosciuto come il metodo *leangains*. Questo schema suddivide la giornata in due parti: 8 ore in cui si mangia e 16 di digiuno. Si può considerare come un prolungamento del digiuno che si fa automaticamente quando si dorme, saltando la colazione e consumando il primo pasto a mezzogiorno per poi mangiare fino alle 8.00 di sera.

Il digiuno intermittente va oltre il semplice restringimento calorico. A cambiare è anche l'equilibrio ormonale, così che il corpo impari a fare un buon uso delle riserve di grassi. Ecco quali cambiamenti importanti avvengono:

- Migliora la sensibilità insulinica, soprattutto in combinazione con l'esercizio fisico. Questo punto è molto importante per le persone che stanno cercando di perdere peso perché, se si hanno livelli di insulina bassi, è più facile bruciare grassi. Gli studi hanno dimostrato che il sovrappeso può interferire sulla capacità dell'insulina di ridurre i livelli di zucchero nel sangue e come conseguenza ne viene rilasciata in quantità maggiore, promuovendo ancora di più l'accumulo di grassi.

- La secrezione dell'ormone della crescita (GH) aumenta, accelerando la sintesi proteica così da rendere i grassi disponibili come risorsa energetica. Il che significa che si bruciano grassi e si mettono su muscoli più velocemente. Nel mondo del bodybuilding questo ormone è assunto in grandi quantità come agente dopante.

- Inoltre, secondo alcuni studi il digiuno attiva l'autofagia, che rimuove le cellule danneggiate, contribuisce al rinnovo cellulare e supporta in generale i processi rigenerativi.

Nota: Questo tipo di dieta non è particolarmente adatta alle persone che soffrono di diabete o di pressione del sangue alta e per donne incinta o che allattano. Prima di praticare questo tipo di dieta, meglio consultare un dottore.

Digiuno ed esercizio fisico: come si combinano?

Quando ci si allena e si fa digiuno, è bene tenere a mente alcune cose. Se l'obiettivo è dimagrire è importante ridurre le calorie in modo moderato per perdere 0,5-1% del grasso corporeo. L'ideale è includere nella routine sessioni di allenamento della forza e assumere tante proteine (il 25% in più per del totale dell'apporto calorico, per preservare la massa muscolare magra). Sarebbe meglio inoltre, pianificare gli allenamenti prima del pasto più abbondante del giorno. Per chi vuole combinare allenamenti intensi e il digiuno, è meglio consultare un medico.

Come superare gli attacchi di fame?

Molte persone che seguono questo tipo di dieta, si lamentano degli attacchi di fame e del senso di affaticamento, che si possono verificare facilmente quando si saltano i pasti. Alcuni però affermano che una volta passata la fase critica (circa 2 giorni), la fame scompare. Nei momenti in cui si avverte un senso di fame troppo forte, si può bere del tè verde[1] o del caffè nero per riuscire a resistere fino al prossimo pasto.

---

1. https://www.runtastic.com/blog/it/7-benefici-del-te/

8 consigli per iniziare

Se vuoi provare il digiuno intermittente, tieni in considerazione le seguenti cose:

1. Non esagerare con le porzioni nel periodo in cui puoi mangiare.

1. Assicurati che la tua dieta sia sana e bilanciata. Mangia cibi ricchi di fibre per saziarti (frutta, verdura, legumi), proteine di alta qualità (pesce, soia, uova, legumi) e grassi (oli vegetali, frutta a guscio, semi oleosi, avocado).

1. Bevi molta acqua o tisane non zuccherate. Prova a usare questo calcolatore[1] per capire quanto hai bisogno di bere al giorno.

1. Ci potrebbe volere del tempo prima che il tuo corpo si abitui a questa routine. Devi essere paziente. Se hai attacchi di fame, prova a bere una tazza di caffè[2] o tè non zuccherati.

1. Fai regolarmente allenamenti di forza e mangia proteine per evitare di perdere massa muscolare.

1. Non importa quando ti alleni, il pasto più sostanzioso della giornata dovrebbe essere dopo l'allenamento.

---

1. https://www.runtastic.com/blog/it/calcolo-del-fabbisogno-di-liquidi/

2. https://www.runtastic.com/blog/it/i-superpoteri-del-caffe/

1. Una carenza di sonno[3] potrebbe provocare un aumento di peso. Cerca di dormire e riposarti abbastanza.

1. Il digiuno a intervalli non è per tutti. Prima di iniziare è sempre meglio consultare un medico.

---

3. https://www.runtastic.com/blog/it/allenarsi-o-riposare-bene/

In conclusione

Il digiuno intermittente non è per tutti, ma è un buon metodo per ridurre il grasso corporeo. Bisogna tenere comunque sotto controllo il regime alimentare ed evitare hamburger, pizze e patatine fritte. L'obiettivo resta quello di cercare di mangiare in modo sano e di seguire un'alimentazione equilibrata.

Don't miss out!

Visit the website below and you can sign up to receive emails whenever Connie T. Fox publishes a new book. There's no charge and no obligation.

https://books2read.com/r/B-A-CAUV-GDFZC

BOOKS2READ

Connecting independent readers to independent writers.

Did you love *Digiuno Intermittente: Dimagrire, Perdere Peso e Bruciare Grassi Senza Dieta*? Then you should read *Tabata: La Guida e gli Esercizi per Dimagrire e Perdere Peso con Allenamento e Dieta*[1] by Connie T. Fox!

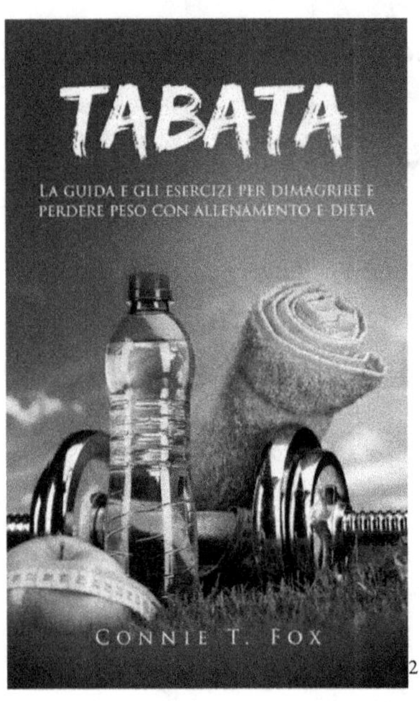

Aumenta la tua energia, perdi peso e sviluppa massa muscolare con sessioni di allenamento di 4 minuti al giorno! Scopri il metodo Tabata!

Vuoi tornare in forma ma hai poco tempo da dedicare al tuo workout?Vorresti migliorare la tua condizione fisica senza andare in palestra, ma comodamente da casa?È possibile perdere peso con soli 4 minuti al giorno di allenamento?

---

1. https://books2read.com/u/m2KWNd

2. https://books2read.com/u/m2KWNd

Se hai poco tempo a tua disposizione e non ti piace andare in palestra. Il metodo Tabata è quello che fa per te! Con esso è infatti possibile tornare in forma e perdere peso dedicando solamente 4 minuti al giorno alle proprie sessioni di allenamento.

Grazie a questo libro scoprirai tutto ciò che c'è da sapere sul metodo Tabata e la sua efficacia. Sessioni di allenamento ad alta intensità ti permetteranno di perdere peso e sviluppare massa muscolare. Dopo una prima parte di teoria per conoscere i benefici sul corpo, tantissimi esercizi e sessioni di workout spiegati nel dettaglio ti permetteranno di mettere in pratica l'allenamento. Tabelle di riferimento ti aiuteranno a organizzare al meglio le tue giornate e a ottimizzare la performance!

Ecco che cosa otterrai da questo libro:
Che cosa è il metodo TabataCome funziona il metodo TabataI suoi effetti sulla circolazione e sul metabolismoLo sviluppo dell'energiaSuggerimenti e beneficiSessione di workoutAttrezzature necessarieSpiegazione degli eserciziCome organizzare al meglio la sessione di allenamentoL'allenamento del lunedì e del mercoledìAllenamento di trenta minutiE molto di più!

Perché passare ore e ore in palestra a sudare quando si possono ottenere gli stessi risultati comodamente da casa, con sessioni di allenamento di soli quattro minuti al giorno? Non perdere altro tempo! Scopri il metodo Tabata e torna in forma!

Also by Connie T. Fox

Ricette Vegane: Oltre 50 Ricette Vegan per Vivere una Vita Vegana Etica in Equilibrio Green con la Natura
Digiuno Intermittente: Dimagrire, Perdere Peso e Bruciare Grassi Senza Dieta
Tabata: La Guida e gli Esercizi per Dimagrire e Perdere Peso con Allenamento e Dieta

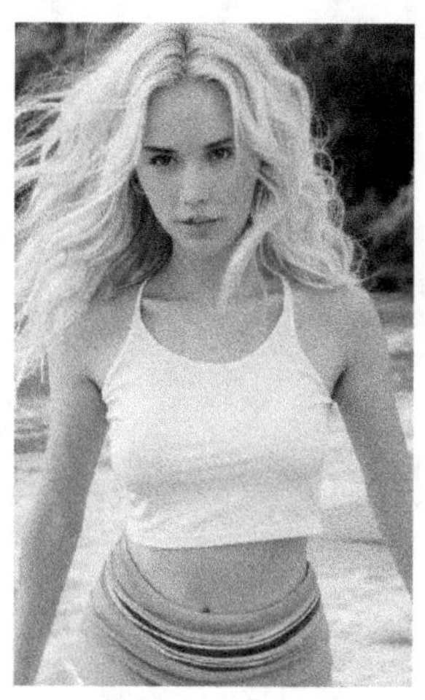

About the Author

Connie T. Fox è una fitness trainer e nutrizionista americana. Si è innamorata di un italiano e vive con il marito a Firenze dal loro matrimonio.

9 798822 472028